DES CONDITIONS

ORGANIQUES ET PATHOLOGIQUES

QUI FAVORISENT

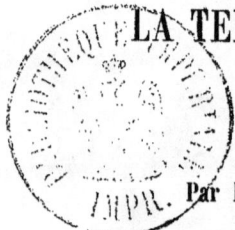

LA TERMINAISON DU CHOLÉRA

PAR ASPHYXIE

Par le Dr J. ROUX (de Brignoles) fils,

MÉDECIN EN CHEF DE L'HOSPICE DE LA CHARITÉ A MARSEILLE,

Membre du Conseil d'Hygiène et de Salubrité, du Conseil Sanitaire.
Vice-Président du Comité Médical des Bouches-du-Rhône.
Membre des Sociétés Impériales de Médecine de Marseille,
de Toulouse, de Constantinople,
des Sociétés de Médecine pratique de Paris,
Bruxelles, Nîmes, Nice, Montpellier.
Ancien chirurgien de 2me classe de la marine impériale.

MARSEILLE

TYP. ET LITH. BARLATIER-FEISSAT ET DEMONCHY,
rue Venture, 19.

1867.

DES CONDITIONS

ORGANIQUES ET PATHOLOGIQUES

QUI FAVORISENT LA TERMINAISON

DU CHOLÉRA PAR ASPHYXIE.

—

Si je n'avais écouté que ma disposition particulière, si je m'étais laissé aller au dégoût profond qu'éprouve l'homme d'honneur à la vue de certains écrits enfantés, à l'occasion du choléra, j'aurais gardé le silence. La valeur que j'attribue, à tort peut-être, à quelques observations que j'ai recueillies m'a fait surmonter ma répugnance et toucher de ma plume quelques points de ce sujet litigieux que l'on nomme choléra.

La forme la plus grave est le choléra bleu, froid, asphyxique. Ses causes prochaines sont :

1° Le trouble qu'éprouve la circulation des organes pulmonaires, par suite de l'altération fonctionnelle des pneumo-gastriques, et la suspension de la circulation générale résultant de l'affaiblissement des contractions ventriculaires du cœur :

2° Le défaut d'oxygénation du fluide nourricier.— L'artérialisation est en effet une fonction complexe provenant de l'action de l'oxygène sur les globules en présence des sels du scrum. Or, dans la cholérique, ce serum et ces sels sont soustraits rapidement à l'économie par les évacuations intestinales ;

3° Le sang veineux mal oxygéné, altéré par un excès de chlorure de sodium, traverse mal (Kay) les capillaires des poumons, d'où l'on peut déduire une cause d'asphyxie d'autant plus rapide et facile qu'il préexiste des altérations pulmonaires anciennes ou en voie de progrès.

INFLUENCE DES AGES EXTRÈMES. — VIEILLESSE.

« Toutes choses égales d'ailleurs, a dit Bouillaud, le choléra est plus grave chez les vieillards que chez les adultes et les jeunes sujets. »

Bouillaud, *du choléra morbus de Paris*, p. 334.

L'homme arrivé au déclin de la vie, à la période d'involution, suivant l'expression de Canstatt, a toujours payé un large tribut à la mort dans nos épidémies. Si d'une part la peau et les muqueuses moins perméables rendent plus lente l'intoxication, d'autre part, les troubles digestifs si fréquents chez les vieillards les prédisposent, et les réactions presque nulles à cet âge enlèvent au médecin tout espoir de lutter avec avantage.

Au lieu des phénomènes de réaction spontanés ou provoqués, l'observation ne constate que tendance à la prostration, à l'algidité, à l'asphyxie, conséquence de l'appauvrissement du sang, de l'imperfection de l'hématose, de la dépression du système nerveux.

Le caractère du tissu nerveux chez le vieillard c'est le retrait, l'endurcissement. Les nerfs semblent participer à cette tendance générale à l'atrophie, leur épanouissement ne présente pas le même degré de développement non plus que la même activité fonctionnelle.

La vénosité prédomine dans le système circulatoire et entraîne la tendance au refroidissement : le sang se coagule plus vite (Thackrah et Davy), témoignage de sa moindre vitalité, puisque la coagulation du sang est une acte de la vie qui s'éteint ; la fibrine est un peu diminuée et la cholestérine augmentée.

Le derme des vieillards devenu sec, dense, serré, est moins perméable, avons nous dit, aux intoxications miasmatiques, le système absorbant a perdu la plus grande partie de son activité; mais, par une triste compensation, l'absence et le peu de solidité des dents, l'amincissement et l'atrophie de l'estomac et de l'intestin grêle, suivent une marche parallèle aux altérations de même nature, subies par la peau externe.

La couche aréolaire du tube digestif perd ses admirables ramifications vasculaires, les villosités sont moins longues, moins serrées, etc. Comme conséquence, s'observent une mastication incomplète, des digestions difficiles, des sécrétions diminuées, une assimilation lente, des matières fécales plus sèches, pénibles à rejeter par une défécation incomplète et insuffisante : troubles intestinaux qui constituent une prédisposition aux indigestions si funestes en temps d'épidémie cholérique.

Ainsi, d'une part, le vieillard nous offre une réceptivité inférieure à celle de l'adulte, mais d'autre part, les affections gastro-intestinales, catarrhales, dépressives du système nerveux, les altérations cardiaques, si communes à cet âge, la lenteur de la circulation des fluides diminuent l'énergie organique nécessaire pour l'élimination de l'agent toxique et contrebalancent le peu d'affinité du vieillard pour cet agent.

En comparant le mouvemeut normal de la population et la différence apportée par l'épidémie, nous trouvons que la vieillesse et la caducité sont presque une cause de léthalité double. D'après une publication du ministre du commerce et de l'agriculture, sur 143,468 décès cholériques, en 1854, 35,293 décédés étaient âgés de 60 à 100 ans.

A l'hospice de Marseille en 1865, sur une population d'environ 725 personnes dont 480 vieillards ou infirmes, ainsi répartis :

Hommes au-dessus de 70 ans........ 106
Femmes........................ 132
Hommes au-dessous 101
Femmes 141
                                 ___
                                 480

Nous avons eu 13 cholériques dont 9 morts et 4 guéris, comme il ressort du tableau suivant :

Filles...... 4 dont 1 décès et 3 guérisons.
Garçons.... 4 » 3 » 1 »
Vieillards... 4 » 4 » » »
Vieilles .... 1 » 1 » » »
            ___ ___   ___
            13   9   4

En 1866, nous avons eu trois vieillards atteints mortellement.

Comparons maintenant les résultats observés, dans les épidémies précédentes, à la Charité.

1834–35	23 cholériques		3	guéris	20	morts.
1835	108	»	21	»	87	»
1849	56	»	15	»	41	»
Dont	30 vieillards atteints		1	»	29	»

1854. — Du 10 juillet au 10 octobre, l'hospice renfermait en moyenne 356 vieillards des deux sexes (hommes 172, femmes 144), dont 316 au-dessus de 70 ans. Il existait, en outre, une population d'enfants considérable.

121 cas furent constatés, parmi lesquels 55 vieillards, dont 3 furent guéris et 52 succombèrent.

Dans cette épidémie, on relève 108 cas et 96 décès de plus qu'en 1865. 3 malades seulement (1 homme et 2 femmes), âgés de plus de 60 ans, sont inscrits comme guéris en 8 jours et demi en moyenne.

Les faits observés en 1865 et 1866 à notre hospice de la Charité présentent une infériorité de nombre remarquable auprès de ceux que les médecins qui nous ont précédé ont observés dans les épidémies antérieures. Nous en trouvons la raison dans les modifications d'hygiène et de salubrité suivantes : aération des cours débarrassées des échoppes qui les obstruaient, des salles, constamment blanchies à la chaux et tenues avec une propreté rigoureuse, un matériel de literie avantageusement transformé, un ordinaire confortable et augmenté pendant le temps d'épidémie, d'une distribution de café: les malades ont été soignés dans des salles particulières éloignées des dortoirs, et les cadavres rapidement enlevés de leur lit de mort et déposés dans un recoin isolé de l'ancienne maternité, tout à fait en dehors de l'enceinte de l'hospice actuel.

Du 30 juillet au 16 août, nous voyons les cas de choléra se succéder d'assez près; mais à partir de cette époque, le fléau suspend ses coups. C'est que depuis le 16 août, la population de l'hospice est consignée. Nos vieillards ne vont plus hebdomadairement parcourir les vieux quartiers, visiter leurs parents, amis ou connaissances empressés à les faire boire, à les pourvoir de comestibles de toute espèce; c'est que notre hospice, bien que placé au centre du foyer principal, sur le versant de la vieille ville qui regarde la Joliette, se trouve isolé, en quarantaine, que ses habitants n'ont plus aucun rapport avec les maisons qui contiennent des cholériques. C'est, pour nous, à cette séquestration rigoureuse que nous devons le peu de mal éprouvé dans notre hospice.

De l'exposé qui précède, nous croyons pouvoir tirer les conclusions suivantes:

« Le choléra est mortel pour les vieillards dans l'immense majorité des cas.

« Il n'existe à notre connaissance aucun cas de guérison de choléra confirmé, quel que soit le traitement employé, chez les vieillards atteints antérieurement à l'invasion, d'une des maladies que nous allons passer en revue.

« Les moyens préventifs et prophylactiques sont d'une nécessité absolue à cet âge.

« La séquestration dans l'enceinte des hospices destinés à la vieillesse est le meilleur moyen d'empêcher l'invasion de ce fléau au sein de leur population et la mortalité terrible qui en est la fatale conséquence. »

PREMIÈRE ENFANCE.

Le choléra morbus épidémique frappe cruellement les enfants à la mamelle. En 1854 surtout (Bouchut) il en est mort un très grand nombre.

A Marseille en 1849, du 8 août au 15 novembre :

Au-dessous de 30 mois... . .   194
De 31 mois à 3 ans   70

                 264 sur 2211

1854. — 32 atteints à la Charité, 5 guéris.

L'âge modifie un peu les caractères de l'affection. Les symptômes (Odier) éclatent toujours brusquement. — Vomissements sans efforts et incessants, diarrhée aqueuse, blanchâtre, avec quelques fragments mous sans odeur ; quelques convulsions, soif vive, aphonie plus ou moins complète, amaigrissement rapide, cyanose rare et refroidissement, surtout des extrémités.

2

La mortalité est en rapport inverse de l'âge.
Au-dessous de 2 ans, tous succombent dès que
l'atteinte est sérieuse ; « Je n'ai pas vu le choléra
épidémique des jeunes enfants, dit Bouchut, durer
au-delà de 48 heures et tous les sujets atteints
en sont morts. » Au-dessus de deux ans, la lutte
est possible et quelques-uns guérissent. (Chauffard).

INFLUENCE DES ÉTATS PATHOLOGIQUES PRÉEXISTANTS.

S'il était possible, par une enquête sévère, portant sur un grand nombre de cas, de connaître
l'état de santé antérieur des malades frappés par
le choléra, on en retirerait de précieux enseigne-
ments.

Au point de vue de la gravité, il ressort des observations des membres de la Société des hôpitaux
de Paris, qu'elle est beaucoup plus considérable
pour les cas intérieurs que pour ceux venus du
dehors, puisque leurs relevés indiquent à cet égard
une mortalité de 60 à 75 % pour les premiers,
tandis qu'elle est de 40 à 33 % pour les seconds :
à Marseille (1865), nous avons eu 80 % pour les cas
intérieurs ; 50, 56 % pour les cas extérieurs.

DANS LES HÔPITAUX.	HORS DES HÔPITAUX.
130 atteints.	450 atteints.
26 sortis.	200 sortis.
104 morts.	250 morts.

et ces chiffres sont d'autant plus éloquents, que s'il
est vrai que les cas intérieurs se développent chez

des sujets valétudinaires , en compensation ces malades atteints dans un hôpital reçoivent , dès le
premier moment , les soins les plus éclairés.

Dans le choléra , il y a primitivement, pour nous,
une sidération du système nerveux provoquée par
une intoxication d'origine palustre. L'attaque algide
a des ressemblances que l'on ne peut nier avec la
période algide de certains accès pernicieux. Or ,
parmi les maladies qui favorisent la terminaison du
choléra par l'asphyxie , nous devons signaler en
première ligne , celles qui résultent d'une lésion
matérielle des centres nerveux et même plus rare-
ment, il est vrai, d'une modification fonctionnelle
de l'innervation.

Les physiologistes modernes ont clairement établi
les fonctions du pneumo-gastrique, du spinal , du
grand sympathique, des centres nerveux dans leurs
rapports avec la respiration.

La moindre lésion du *nœud vital* amène ou faci-
lite l'asphyxie , lorsqu'elle comprend l'origine du
pneumo-gastrique ou siége au-dessus des origi-
nes inférieures du spinal. De ce point central s'irra-
dient des nerfs dont l'altération amène des troubles
fonctionnels terribles et toutes les lésions de l'axe
cérébro-rachidien ont sur la production de l'asphyxie
une influence qui est en raison de leur proximité de
ce point central.

Ainsi, l'engorgement des poumons, les infiltra-
tions sanguines, les plaques foncées qu'on y observe
dénotent que la circulation capillaire se trouble

dans les poumons après une lésion dans les filets d'origine du pneumo-gastrique ou la lésion de ces nerfs; et bien que l'hématose ne soit pas sous l'influence des nerfs vagues, elle finit par s'interrompre par suite des altérations du poumon lesquelles ne permettent plus à l'air et au sang de se rencontrer d'assez près pour réagir utilement l'un sur l'autre.

Le cœur est aussi sous l'influence de la protubérance et de la moëlle par le pneumo-gastrique et le grand-sympathique et l'intégrité de ces cordons est absolument nécessaire pour la persistance et la durée de sa fonction.

Nous savons en outre, depuis Chossat, 1° que la circulation capillaire et la calorification sont sous la dépendance du système nerveux ganglionnaire; 2° que les lésions de la moëlle épinière peuvent déterminer des altérations de calorification mais à un moindre degré; 3° que les lésions du cerveau ne sont jamais suivies de cette perte de calorification.

De là, la division établie par Pinel fils et plusieurs allemands entre le choléra trisplanchnique, le choléra myélique et le choléra céphalique, selon que la cause déterminante de cette affection agit primitivement sur le nerf trisplanchnique, la moëlle ou le cerveau.

Les médecins de Vienne avaient cru trouver que dans le choléra algide, qu'ils nommaient trisplanchnique, ce nerf avait acquis le double de son volume ordinaire. Mais cette observation est trop opposée à ce que l'on constate sur les autres nerfs qui paraissent toujours amincis, contractés ou comme atrophiés. Cependant leur atmosphère cellu-leuse présente une couleur d'un rouge bleuâtre, les ganglions sont souvent environnés de taches ecchymo-tiques, contiennent même de petits épanchements au sein de leur tissu, surtout les ganglions cervicaux supérieurs ; d'autres fois le ganglion solaire est d'un rouge foncé fortement injecté. (Gaimard et Girar-din, 1832.)

Toutes les passions qui dépriment l'innervation, placent le malade dans de fâcheuses conditions. Chacun sait que les chagrins violents, la nostal-gie, la peur surtout sont des causes prédisposantes. La peur, du reste, agit sur le grand sympathique et produit des purgations, or, il est maintenant bien établi que toute espèce de purgation prédis-pose au choléra.

Le défaut d'oxygénation du fluide nourricier est, avons-nous dit, l'essence de l'asphyxie : La pré-sence de l'oxygène dans le sang constitue la condition de ces mutations moléculaires qui sont intimement liées à l'acte vital. Quels sont les états pathologi-ques qui empêcheront cette oxygénation ? Nous avons déjà vu que les troubles et les altérations dans les centres nerveux amènent la suspension de l'influx vers les parties périphériques ; mais si le sang traverse mal le poumon par suite d'un obsta-cle à la respiration, dépôts tuberculeux, engoûment pneumonique, épanchements pleuraux, etc. Si les

cellules pulmonaires gorgées de mucosités ou dila-
tées par l'emphysème perdent leur ressort et leurs
mouvements alternatifs de dilatation et de resser-
rement, alors, le sang veineux, mal oxygéné,
traversera mal (Kay) les capillaires du poumon de
l'artère dans les veines pulmonaires, d'où une nou-
velle cause d'asphyxie.

La rétention du gaz acide carbonique dans les
cellules pulmonaires, quelle qu'en soit l'origine, est
une des causes qui favorisent le plus énergique-
ment la terminaison du choléra par asphyxie. Il
ressort des expériences de M. Piorry, faites dans
le temps à la Salpétrière, que l'encombrement,
l'étroitesse des logements occupés par des indivi-
dus aliénés attirent forcément le choléra et que
la ventilation des salles a toujours eu l'influence
préservatrice la plus heureuse.

Les altérations des valvules et des orifices du
cœur qui amènent l'asystolie ou l'enrayement de
la circulation ; les maladies des ventricules qui rendent insuffisante la force d'impulsion de cet organe;
l'épaississement des parois artérielles, qu'il soit
uniforme ou dû à des dépôts d'origine diverse
constituent chez ceux qui en sont porteurs des
prédispositions tout aussi malheureuses à la forme
asphyxique.

Les maladies chroniques de l'abdomen, loin d'être
un préservatif, comme l'avaient avancé quelques
médecins peu réfléchis, s'accompagnent forcément
d'une débilitation extrême ; les tumeurs placées

dans le voisinage des gros vaisseaux les compriment et enrayent ainsi la circulation : mais nous avons surtout à compter avec les affections diarrhéiques dans lesquelles l'économie perd une quantité considérable de sérum. Or, les sels du sérum sont indispensables à l'artérialisation, (Stevens). Outre le sulfate et le phosphate de soude qui existent normalement dans le sang, les sels de soude en général, surtout ceux à acide végétal, favorisent l'artérialisation, tandis que le chlorure de potassium, le chlorhydrate d'ammoniaque, le *chlorure de sodium* en excès semblent ôter aux globules la propriété de se laisser aviver par l'air.

Chacun sait l'énorme quantité de sérum que perd un cholérique par les selles avant d'arriver à la période cyanique et l'excès de chlorure de sodium qu'acquiert son sang. C'est pour nous cette perte considérable de sérum et des sels qu'il renferme, cet excès de chlorure de sodium, qui constituent la cause principale de l'asphyxie par l'impuissance qu'acquiert le sang de s'artérialiser. Combien de fois a-t-on vu une pneumonie, traitée par les saignées et l'émétique à haute dose, se terminer par un choléra asphyxique, et même une simple purgation par un sel neutre amener ce fâcheux résultat. Sur 25 malades atteints de dérangements intestinaux, observés par M. Stoufflet en 1866, 13 ont été enlevés par l'épidémie.

L'état puerpéral a toujours été une complication funeste du choléra : la gêne mécanique de la cir-

culation et de la respiration , l'albuminurie qui
accompagne quelquefois cet état , les pertes sanguines et les lochies qui suivent la délivrance sont
des causes prédisposantes redoutables. Outre le
résultat constamment fatal pour le produit de la
conception , comme l'ont démontré MM. Horteloup
à Paris, et Brengues, à Marseille , la terminaison
par asphyxie est fréquente pour la mère.

A l'Hôtel-Dieu de Paris , dans cette épidémie de
1866 , 6 femmes récemment accouchées ont été
atteintes , 4 ont guéri ; mais sur 9 femmes enceintes 8 ont fait une fausse-couche et 7 sont mortes
un ou deux jours après. Sur 18 femmes enceintes
M. Stoufflet constate 10 morts, et sur 3 femmes
nouvellement accouchées, 3 morts.

Ces chiffres portent en eux un bien grave en-
seignement : La circulation utéro-placentaire sus-
pendue par l'influence déprimante du choléra sur
les contractions cardiaques , frappe de mort le
produit de la conception qui est expulsé comme
un corps étranger et la femme , ainsi affaiblie ,
devient une proie presque assurée ; toutefois, le
pronostic paraît être plus favorable pour une femme
cholérique enceinte qui avorte que pour celle qui
n'avorte pas.

Sans recourir a de bien longs relevés statisti-
ques , nous avons pris au hasard les premiers
documents qui se sont présentés, non toutefois
sans leur avoir fait subir le contrôle d'une critique
sévère mais indispensable.

Comment admettre, par exemple, que sur 18 malades atteints en 1837, dans la salle des fiévreux de l'Hôtel-Dieu de Marseille, M. Coste ait trouvé 7 colites, et dans une autre salle 2 gastrites, 3 gastro-colites, 8 colites sur 13 hommes atteints mortellement, en somme, 15 colites sur 31 malades !! (Coste, p. 19-20.)

Nous avons groupé dans un tableau ci-joint, les chiffres dignes d'être acceptés. Ils nous montrent parmi les maladies préexistantes en première ligne, la phthisie et l'état puerpéral, puis la variole, la pneumonie, l'entérite et la fièvre typhoïde.

Nous y voyons la gravité exceptionnelle de la blennorrhagie en temps de choléra, puisque sur 4 malades de M. Stoufflet, on compte le même nombre de morts.

Il est vrai que rien ne prédispose au choléra comme un violent excès de fièvre uréthrale qui produit fréquemment une période algide d'assez longue durée accompagnée de vomissements, accident que nous avons eu fréquemment à constater.

Quant aux phthisiques, chez ceux que le choléra épargne, l'affection organique reçoit de l'attaque une fâcheuse impulsion et des hémoptysies surviennent fréquemment pendant la convalescence.

En présence des efforts inutilement tentés pour faire absorber des médicaments par les muqueuses ou par la peau, dans la période algo-cyanique, nous croyons qu'il faut chercher des voies nouvelles.

Le sang du cholérique noir, épais, visqueux, ne

peut plus circuler, l'énergie de l'impulsion cardia-
que est insuffisante pour le faire passer de l'artère
pulmonaire dans la veine pulmonaire. Les cholériques contractent en vain par des mouvements
désespérés leurs muscles respirateurs, l'air entre
dans les dernières vésicules pulmonaires, y produit
quelquefois un véritable emphysème, mais le sang
veineux altéré ne se transforme plus en sang artériel.

Plusieurs chimistes, Thomson, Lassaigne, Donné,
Rayer, Garrot, Becquerel, etc., ont analysé ce sang
noir et visqueux. La fibrine disparaît presque en-
tièrement ; l'albumine éprouve aussi quelque dimi-
nution, la matière colorante devient 5 fois plus
riche, le chlorure de sodium en quantité plus considérable aussi ; mais le sang perd surtout une partie
énorme de sérum.

Le jour où, par une injection bien faite, on
arrivera à rendre aux vaisseaux du cholérique le
sérum et les sels que la diarrhée a soustraits, on
aura fait faire un grand pas à la thérapeutique
de cette cruelle maladie.

Restituer ces éléments en introduisant dans les
veines la quantité et la qualité suffisantes pour
régénérer l'artérialisation, tel est le problème dif-
ficile entrevu par Magendie et dont la solution a
été le but des louables tentatives de MM. Tardieu,
Hérard, Oulmont.

Magendie injectait du sérum artificiel à 32° Réau-
mur. Sur une femme d'un âge avancé, presque
morte, après avoir introduit un litre de liquide,

on la vit revenir à elle, ses yeux desséchés et cadavérisés, redevinrent humides presque brillants, laissèrent même échapper quelques larmes ; elle reprit la faculté de parler et de se dresser sur son séant ; mais ces bons effets ne durèrent que 3 ou 4 heures, la malade retomba dans l'affaissement et mourut.

« Peut-être, dit Magendie, aurai-je obtenu un succès plus durable si j'avais pratiqué de nouvelles injections. »

Il est fâcheux que ce hardi expérimentateur n'ait pas insisté. Certainement ce n'est pas l'absence du sérum dans le sang qui est la cause unique du choléra, mais le sang est pour beaucoup dans l'état cholérique et les injections nous ouvrent un merveilleux moyen de le modifier.

Dieffembach, de Berlin, voulut enlever le sang des cholériques et le remplacer par le sang de personnes saines, il obtint quelques légères modifications dans trois expériences sans résultats satisfaisants.

MM. Tardieu et Damaschino ont essayé sans succès une injection de 8 gouttes d'une solution au 30ᵉ de sulfate de strychnine.

M. Hérard a pratiqué des injections d'eau salée (180 grammes en 1/2 heure), et le malade a semblé se réveiller, il a parlé, a demandé où il était, ses yeux sont redevenus humides. Avant l'injection la température de l'aisselle était de 36°, après l'injection elle était de 37°. Le malade est mort 2 heures après être retombé dans la somnolence.

Chez un autre malade 1100 grammes ont été injectés en une heure : cet homme a pu parler, refuser de donner une signature qu'on lui demandait; les lèvres avaient perdu leur teinte violacée, les yeux étaient humides, la chaleur était revenue à la peau, intense, brûlante, le malade se sentait bien soulagé, il n'avait plus d'altération; le visage et la poitrine étaient couverts de sueurs. Mais peu à peu il retomba dans la somnolence et mourut 4 heures après l'injection.

Chez un agonisant 800 grammes furent injectés. Il put parler, se confesser et il mourut dans une période de somnolence pendant laquelle on pouvait encore attirer son attention en lui parlant. Les paupières avaient perdu leur rigidité et le malade les remuait.

M. Oulmont a injecté dans les veines un liquide semblable à celui que M. Hérard a employé. La malade qui était agonisante au moment où l'injection était pratiquée, a survécu 24 heures à l'opération.

Enfin, le 29 septembre dernier, chez un malade presque cadavérisé, M. Lorain a injecté, par une veine de l'avant-bras, 400 grammes d'eau à 40° centig., aussitôt le cœur battit plus fort, au bout de dix minutes la respiration était plus ample, moins gênée, la température de la bouche remonta de 26° à 30°. A partir de ce moment le malade alla de mieux en mieux et le 8 octobre il quitta l'hôpital parfaitement rétabli.

Si nous admettons, avec Thomson, la relation de

33,2 de sérum ,

66,8 de caillot ,

100,0 chez le cholérique.

Si nous estimons à 10 kilogrammes le poids du sang chez l'adulte bien portant,

Le poids de l'eau.... à 7,816 grammes ,

de l'albumine à   700   »

nous aurons d'après notre calcul une perte variable mais qu'on pourra estimer de 3 à 5 litres de sérum.

Le chlorure de sodium en excès n'est plus en rapport avec le rôle qu'il joue dans la nutrition organique, il enlève au sang au contraire la propriété de se laisser aviver.

Mais il existe une autre catégorie de sels solubles de soude (carbonates, sulfates et phosphates), qui, additionnés dans la proportion de 3 à 6 grammes par litre, faciliteraient l'artérialisation par une injection bien faite.

CONCLUSIONS.

L'étude des divers états organiques et pathologiques qui favorisent la terminaison du choléra par l'asphyxie , nous amène à poser les conclusions suivantes :

1º Tout individu placé par l'âge ou des maladies préexistantes dans des conditions qui ne permettent pas d'espérer une forme de choléra plus favorable que la forme cyanique, doit être soustrait à l'influence épidémique.

2° L'émigration à la campagne, loin des foyers cholériques, est le meilleur mode de préservation. Elle doit s'effectuer dès le début de l'épidémie, être dirigée (autant que possible) dans le sens d'une perpendiculaire à la direction suivie par le courant épidémique et durer jusqu'à l'extinction complète du fléau.

3° Lorsque l'individu menacé ne pourra pas émigrer, sera-t-il possible de le soustraire au danger? Il sera encore possible de préserver le vieillard, le malade, l'enfant forcé de séjourner au milieu d'un foyer cholérique, par un système d'isolement rigidement observé, dans un logement sain, avec le concours de tous les moyens hygiéniques dont la science moderne dispose. Les beaux résultats obtenus dans ces dernières années à l'hospice de la Charité de Marseille ; la préservation constatée par le docteur Sauze à la prison cellulaire ; par d'autres confrères dans plusieurs monastères cloîtrés, et bien d'autres exemples que nous pourrions invoquer, ont depuis longtemps porté la conviction dans notre esprit.

4° Le nombre et la gravité des cas développés chez les malades préexistants dans nos hôpitaux, nous prescrivent l'évacuation des salles par tous les valétudinaires que l'on pourra renvoyer sans inhumanité.

5º L'avenir du traitement de la période algo-cyanique est dans l'emploi d'injections dans les veines. L'expérimentateur se souvenant, avec Stevens, que les sels du sérum sont indispensables à l'artéria-lisation, cherchera à remplacer les pertes énormes du cholérique par des injections de sérum ou d'eau tiède exactement dosés de sels de soude solubles, le sulfate de préférence, et sous cette influence il verra la chaleur renaître, les malades soulagés parler, revenir à la vie, ou du moins pourra-t-il comme M. Hérard, prolonger leur vie de quelques heures, rendre leur agonie plus calme et la voir se terminer dans une douce somnolence.

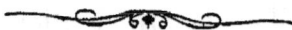

MALADIES.	Bouillaud. 1831	Dauvergue 1832	Coste. 1837	Soux. 1865	Roux. 1865.6	Moissonet. 1866	Tardieu. 1866	Stouflet. 1866	Hôpital militaire. 1865-66.	
						Horteloup.				
Tubercules pulmonaires...........	6				3	5	4	6		24
Grossesses....................	1	3			3		2	10		19
Accouchements (suite)...........						2	7.	3		12
Pneumonie...................	7				1			4		9
Variole						5	2	2	1	10
Rhumatisme articulaire...........	1		4	1			2			8
Affections cardiaques.............	1		1					5		7
Entérite chronique...............	2		2	3	1					8
Fièvre typhoïde.................						2	3	2		7
Maladies utérines...............				2				3		5
Cancer de l'estomac.............	4			1						5
Diarrhée chronique..............				2	2			3	3	10
Catarrhe.................					1			4		5
Hépatite	1		1	2						4
Fièvre intermittente........			4						1	5
Blennorrhagie.........								4	1	5
Angines.............	1		1				1			3
Coliques de plomb.........			2	1						3
Gastro-entérite ...		1	2							3
Maladies diverses...	6	1	7		1		13	2	8	38

www.ingramcontent.com/pod-product-compliance
Lightning Source LLC
Chambersburg PA
CBHW070147200326
41520CB00018B/5330